Klinische Tuberkulose

Symptome, Diagnose und Behandlung verstehen

ERIC DAVIS

INHALT

Einführung

Kapitel 1: Überblick über Tuberkulose

- Einführung in die Tuberkulose

- Historische Perspektive auf Tuberkulose

- Epidemiologie und globale Belastung

- Pathophysiologie der Mycobacterium-TB-Infektion

- Übertragungs- und Risikofaktoren

Kapitel 2: Klinische Manifestationen

- Anzeichen und Symptome einer Tuberkulose

- Lungentuberkulose: klinische Präsentation und Diagnose

- Extrapulmonale Tuberkulose: Manifestationen und diagnostische Herausforderungen

- Tuberkulose in besonderen Populationen:Einige

Kapitel 3: Diagnosemethoden

- Mikrobiologische Techniken

- Molekulare Tests

- Radiologische Bildgebung bei der Diagnose von Tuberkulose

- Tuberkulin-Hauttest (TST) und Interferon-Gamma-Freisetzungstests (IGRA)

- Serologische Tests

Kapitel 4: Therapeutische Ansätze

- Behandlungsschemata für arzneimittelempfindliche Tuberkulose

- Arzneimittelresistente Tuberkulose: Diagnose- und Behandlungsstrategien

- Nebenwirkungen von Anti-Tuberkulose-Medikamenten und deren Behandlung

- Direkt beobachtete Therapie (DOT) und Adhärenzstrategien

Kapitel 5: Behandlung von Tuberkulose-Komplikationen

- Tuberkulose-HIV-Koinfektion. Klinisches Management

- Behandlung von Tuberkulose während der Schwangerschaft

- Chirurgische Eingriffe bei Komplikationen der Tuberkulose

- Behandlung von Tuberkulose in bestimmten Situationen

Kapitel 6: Prävention und Kontrolle

- Strategien zur Tuberkuloseprävention: Impfung (BCG)

- Chemoprophylaxe bei latenter Tuberkulose-Infektion

- Maßnahmen zur Infektionskontrolle im Gesundheitswesen

- Interventionen im Bereich der öffentlichen Gesundheit: Fallermittlung, Kontaktverfolgung und Behandlung

- Befassen Sie sich mit den sozialen Determinanten der Gesundheit

Kapitel 7: Forschung und zukünftige Richtungen

- Fortschritte in der Diagnose und Behandlung von Tuberkulose

- Neue therapeutische Ansätze

- Weltweite Bemühungen zur Ausrottung der Tuberkulose

- Herausforderungen und Möglichkeiten

ABSCHLUSS

Kapitel 1

Übersicht über Tuberkulose

Einführung in Tuberkulose

Tuberkulose (TB) ist eine der ältesten und hartnäckigsten Infektionskrankheiten der Menschheit, deren Geschichte Jahrtausende zurückreicht. Trotz großer Fortschritte in der Medizintechnik bleibt Tuberkulose ein ernstes globales Gesundheitsproblem, von dem Millionen Menschen weltweit betroffen sind und das Gesundheitssysteme und Gemeinden erheblich belastet. Dieses Kapitel bietet einen Überblick über Tuberkulose und deckt ihre historische Relevanz, Epidemiologie, Pathophysiologie, Übertragungsdynamik und damit verbundene Risikofaktoren ab.

Historische Perspektive auf Tuberkulose

Im Laufe der Geschichte wurde Tuberkulose mit verschiedenen Namen bezeichnet, darunter „Schwindsucht" und „weiße Pest", was ihre katastrophalen Auswirkungen auf infizierte Personen widerspiegelt. Archäologische Beweise zeigen, dass Tuberkulose seit Tausenden von Jahren weit verbreitet ist. Spuren der Krankheit wurden in alten ägyptischen Mumien und Skelettresten prähistorischer Kulturen gefunden. Im Laufe der Jahre hat Tuberkulose unbestreitbare

Auswirkungen auf die Gesellschaft hinterlassen, kreative, literarische und kulturelle Ausdrucksformen inspiriert und unzählige Menschenleben gefordert. Insbesondere die Einrichtung von Sanatorien im späten 19. und frühen 20. Jahrhundert war ein entscheidendes Kapitel in der Geschichte der Tuberkulose, da die Bemühungen zur Isolierung und Behandlung infizierter Patienten an Dynamik gewannen.

Epidemiologie und globale Belastung

Trotz erheblicher Fortschritte bei der Bekämpfung der Tuberkulose stellt die Krankheit weiterhin einen hohen Tribut an die globale Gesundheit dar, insbesondere in Gebieten mit begrenzten Ressourcen. Nach Angaben der Weltgesundheitsorganisation (WHO) ist Tuberkulose mit etwa 10 Millionen

Neuerkrankungen und 1,4 Millionen Todesfällen pro Jahr eine der zehn häufigsten Todesursachen weltweit. Darüber hinaus sind gefährdete Bevölkerungsgruppen, darunter Menschen mit HIV/AIDS, marginalisierte Gemeinschaften und Menschen, die in überfüllten oder benachteiligten Gegenden leben, überproportional von Tuberkulose betroffen. Obwohl die Prävalenz von Tuberkulose in vielen Ländern zurückgegangen ist, behindern Probleme wie Arzneimittelresistenz, begrenzte Gesundheitsinfrastruktur und sozioökonomische Ungleichheiten weiterhin die Bemühungen zur Bekämpfung der Krankheit.

Pathophysiologie der Mycobacterium TB-Infektion

Tuberkulose wird durch Mycobacterium tuberculosis verursacht, einen langsam wachsenden, säurefesten Bazillus mit spezifischen Eigenschaften, die zu seiner Virulenz und seiner Fähigkeit, immunologischen Reaktionen des Wirts zu entgehen, beitragen. Beim Einatmen von Aerosoltröpfchen, die M. TB enthalten, zielen Bakterien hauptsächlich auf die Lunge ab, wo sie eine Infektion innerhalb der Alveolarmakrophagen auslösen. Dies ist der Beginn einer komplexen Wechselwirkung zwischen der Abwehr des Wirts und mikrobiellen Faktoren, die zur Bildung von Granulomen und zur Entwicklung einer latenten oder aktiven Tuberkulose führt. Zu den Faktoren, die den Übergang von einer latenten Infektion zu einer aktiven Erkrankung beeinflussen, gehören der immunologische Zustand des Wirts, Umwelteinflüsse und Begleiterkrankungen wie eine HIV-Infektion.

Übertragungs- und Risikofaktoren

Tuberkulose wird größtenteils über die Luft übertragen, wobei die Übertragung von Mensch zu Mensch durch das Einatmen infektiöser Atemtröpfchen erfolgt, die von Patienten mit aktiver Lungentuberkulose ausgeschieden werden. Zu den Faktoren, die zur Übertragung von Tuberkulose führen, gehören enger und längerer Kontakt mit infektiösen Personen, unzureichende Belüftung in geschlossenen Räumen und beengte Wohnverhältnisse. Darüber hinaus erhöhen mehrere Risikofaktoren das Auftreten von Tuberkulose-Infektionen und das Fortschreiten der Krankheit, darunter Immunsuppression (z. B. HIV-Infektion, immunsuppressive Medikamente), Unterernährung, Drogenmissbrauch und Krankheiten, die mit einer verminderten Lungenfunktion einhergehen.

Kapitel 2

Klinische Manifestationen

In diesem Kapitel werden die klinischen Symptome der Tuberkulose (TB) erörtert und das breite Spektrum an Erscheinungsformen abgedeckt, die bei pulmonaler und extrapulmonaler Tuberkulose auftreten. Die Beschreibung und das Erkennen der vielen Erscheinungsformen von Tuberkulose ist für eine schnelle Diagnose, angemessene Pflege und wirksame Krankheitsbekämpfung von entscheidender Bedeutung. Dieses Kapitel bietet einen Überblick über die Anzeichen, Symptome und diagnostischen Faktoren im Zusammenhang mit Tuberkulose und bietet medizinischem Fachpersonal Hilfestellung bei der Beurteilung und Behandlung von Personen mit vermuteter oder nachgewiesener Tuberkuloseinfektion.

Anzeichen und Symptome von Tuberkulose

Tuberkulose kann sich in den unterschiedlichsten Erscheinungsformen äußern Anzeichen und Symptome, die abhängig von Faktoren wie der Infektionsstelle, dem immunologischen Zustand des Wirts und der Krankheitsdauer variieren können. Zu den häufigen Symptomen einer Lungentuberkulose gehören anhaltender Husten, der häufig Auswurf produziert (der blutig sein kann), Brustbeschwerden, Erschöpfung, Gewichtsverlust, Nachtschweiß und Fieber. Extrapulmonale Tuberkulose hingegen kann sich mit für die betroffene Region spezifischen Symptomen wie Lymphadenopathie, pleuritischem Brustkorbbeschwerden, Dysphagie, Bauchschmerzen, neurologischen

Anomalien und konstitutionellen Symptomen manifestieren.

Lungentuberkulose: klinische Präsentation und Diagnose

Lungentuberkulose ist die häufigste Form der Tuberkulose und geht häufig mit Atemwegsbeschwerden aufgrund einer Lungenschädigung einher. Die klinische Beurteilung einer wahrscheinlichen Lungentuberkulose umfasst eine vollständige Anamnese, körperliche Untersuchung und diagnostische Abklärung. Zu den wichtigsten diagnostischen Techniken gehören Sputumabstrichmikroskopie, Nukleinsäureamplifikationstests (NAATs), Mykobakterienkultur, Thoraxradiographie und Computertomographie (CT). Darüber hinaus haben molekulare Methoden wie der Xpert MTB/RIF-Test die TB-Diagnose verändert, indem sie einen schnellen Nachweis von M. TB und gleichzeitige Beurteilung der Rifampicin-Resistenz ermöglichen.

Extrapulmonale Tuberkulose: Erscheinungsformen und diagnostische Herausforderungen:

Unter extrapulmonaler Tuberkulose versteht man Tuberkulose, die Organe und Gewebe außerhalb der Lunge befällt und fast jeden Bereich des Körpers betreffen kann. Häufige

Lokalisationen extrapulmonaler Tuberkulose sind Lymphknoten, Pleura, Knochen und Gelenke, Urogenitaltrakt, Zentralnervensystem und Magen-Darm-Trakt. Die Diagnose extrapulmonaler Tuberkulose stellt aufgrund der paucibacillären Natur der Krankheit und der Einschränkungen herkömmlicher Diagnosetests typischerweise besondere Hindernisse dar. Daher ist ein hoher klinischer Verdachtsindex in Kombination mit gezielten Diagnosetechniken wie Gewebebiopsie, Zytologie, bildgebenden Untersuchungen und Gentests für eine genaue Diagnose und den rechtzeitigen Beginn der Behandlung erforderlich.

Tuberkulose in besonderen Populationen:

Bestimmte Bevölkerungsgruppen können im Zusammenhang mit Tuberkulose unterschiedliche klinische Merkmale oder Überlegungen aufweisen. Beispielsweise kann sich eine Kindertuberkulose mit unspezifischen Symptomen wie Gedeihstörung, Fieber, Husten und Lymphadenopathie manifestieren, sodass für die Diagnose ein hoher Verdachtsindex erforderlich ist. Ebenso können bei älteren Menschen atypische Symptome oder Komorbiditäten auftreten, die das klinische Bild verwirren. Bei immungeschwächten Patienten, insbesondere solchen, die mit HIV/AIDS leben oder immunsuppressive Medikamente einnehmen, besteht ein erhöhtes Risiko einer Tuberkulose-Reaktivierung oder eines Fortschreitens zu einer aktiven Erkrankung, was die Bedeutung einer sorgfältigen Untersuchung und eines schnellen Eingreifens unterstreicht.

Kapitel 3

Diagnosemethoden

In diesem Kapitel werden diagnostische Verfahren zur Untersuchung von Tuberkulose (TB) besprochen, einschließlich einer Reihe mikrobiologischer, radiologischer und immunologischer Ansätze. Eine rechtzeitige und korrekte Diagnose von Tuberkulose ist von entscheidender Bedeutung, um eine rechtzeitige Behandlung sicherzustellen, die Übertragung von Krankheiten zu verhindern und die mit der Krankheit verbundene Morbidität und Mortalität zu verringern. In diesem Kapitel werden die zahlreichen diagnostischen Techniken zur Erkennung von Tuberkulose erörtert und ihre Stärken, Grenzen und klinischen Einsatzmöglichkeiten hervorgehoben.

Mikrobiologische Techniken

Mikrobiologische Techniken spielen eine entscheidende Rolle bei der Diagnose von Tuberkulose, indem sie das Vorhandensein von Mycobacterium tuberculosis in klinischen Proben nachweisen. Zu den herkömmlichen Ansätzen gehören die Abstrichmikroskopie mit säurefesten Bakterien (AFB) und die Kultur von Mykobakterien, die nach wie vor wichtige Instrumente bei der Diagnose von Tuberkulose sind. Die mikroskopische

Untersuchung von AFB-Abstrichen umfasst das Anfärben der Sputumabstriche mit Farbstoffen wie Ziehl-Neelsen oder Auramin, was die Beobachtung säurefester Bakterien unter dem Mikroskop ermöglicht. Bei der Mykobakterienkultur werden feste oder flüssige Medien mit klinischen Proben beimpft und über mehrere Wochen kultiviert, um das Wachstum von M. tuberculosis zu ermöglichen. Trotz ihres Nutzens weisen diese Ansätze Nachteile auf, darunter eine geringe Empfindlichkeit paucibacillärer Proben und längere Durchlaufzeiten.

Molekulare Tests Bereiche

Molekulare Tests haben die Tuberkulose-Diagnose verändert, indem sie einen schnellen und empfindlichen Nachweis von M. tuberculosis und Resistenzen gegen wichtige

Anti-Tuberkulose-Medikamente ermöglichen. Auf der Polymerase-Kettenreaktion (PCR) basierende Tests wie der Xpert MTB/RIF-Test identifizieren M. TB-DNA und analysieren gleichzeitig innerhalb von Stunden auf Rifampicin-Resistenz. Der Xpert MTB/RIF-Test hat aufgrund seiner hervorragenden Sensitivität und Spezifität, seiner einfachen Anwendung und seiner Fähigkeit, resistente Mutationen zu erkennen, breite Akzeptanz gefunden. Andere molekulare Tests, darunter Sondenlinientests und die Sequenzierung des gesamten Genoms, bieten zusätzliche Einblicke in Arzneimittelresistenzmuster und Stammvielfalt und unterstützen gezielte Behandlungsoptionen.

Radiologische Bildgebung zur Diagnose von Tuberkulose

Bei der Beurteilung eines Tuberkuloseverdachts, insbesondere einer Lungentuberkulose, spielt die radiologische Bildgebung eine wesentliche Rolle. Die Röntgenaufnahme des Brustkorbs (CXR) ist häufig die erste bildgebende Methode zur Untersuchung auf Lungenanomalien wie Parenchyminfiltrate, Kavitation und Pleuraerguss. Die Computertomographie (CT) bietet im Vergleich zur CXR eine bessere Sensitivität und Spezifität und ermöglicht eine detailliertere Visualisierung der pulmonalen und extrapulmonalen Symptome der Tuberkulose. Radiologische Beobachtungen können in Kombination mit klinischen und mikrobiologischen Daten die Diagnose, das Stadieneinteilung und die Überwachung des

Tuberkuloseverlaufs und des therapeutischen Ansprechens erleichtern.

Tuberkulin-Hauttest (TST) und Interferon-Gamma-Freisetzungstests (IGRA)

Der Tuberkulin-Hauttest (TST) und der Interferon-Gamma-Freisetzungstest (IGRA) sind immunologische Tests zur Diagnose einer latenten Tuberkulose-Infektion (LTBI) durch Beurteilung der Immunantwort des Wirts auf M. tuberculosis-Antigene. TST umfasst eine intradermale Injektion eines reinen Proteinderivats (PPD) und die anschließende Beurteilung der Verhärtung an der Injektionsstelle nach 48 bis 72 Stunden. IGRA-Assays wie QuantiFERON-TB Gold und T-SPOT.TB-Assays erfassen die Freisetzung von Interferon-Gamma durch sensibilisierte T-Zellen bei Stimulation mit spezifischen M.

tuberculosis-Antigenen. Obwohl beide Tests beim Screening auf LTBI nützlich sind, können sie nicht zwischen einer latenten Infektion und einer aktiven Erkrankung unterscheiden.

Serologische Tests

Zur schnellen und bequemen Diagnose von Tuberkulose wurden serologische Tuberkulosetests entwickelt, die Antikörper gegen M. tuberculosis-Antigene identifizieren. Allerdings mangelt es diagnostischen Tests an Sensitivität und Spezifität, insbesondere in Regionen, in denen Tuberkulose und nicht-tuberkulöse Mykobakterienerkrankungen vorherrschen. Daher sind serologische Tests für die Diagnose von Tuberkulose nicht indiziert und haben nur einen geringen klinischen Nutzen.

Kapitel 4

Therapeutische Ansätze

Schauen wir uns nun die allgemeine Behandlung von Tuberkulose (TB) an und konzentrieren wir uns dabei auf Behandlungstechniken, die darauf abzielen, eine Heilung zu erreichen, die Krankheitsübertragung zu reduzieren und die Entwicklung von Arzneimittelresistenzen zu minimieren. Eine wirksame Behandlung von Tuberkulose umfasst die Verwendung mehrerer Arzneimittelschemata, die auf das klinische Erscheinungsbild des Patienten, sein Arzneimittelanfälligkeitsprofil und seine Behandlungsgeschichte zugeschnitten sind. In diesem Kapitel werden pharmakologische Wirkstoffe zur Behandlung von Tuberkulose, Techniken zur Bekämpfung arzneimittelresistenter Tuberkulose, Nebenwirkungen von Anti-Tuberkulose-Medikamenten und Ansätze zur Sicherstellung der Therapietreue erörtert.

Behandlungsschemata für arzneimittelempfindliche Tuberkulose

Der Eckpfeiler der Tuberkulosebehandlung ist die Anwendung von Behandlungsschemata, die verschiedene Arzneimittel mit bakterizider oder bakteriostatischer Wirkung gegen Mycobacterium tuberculosis kombinieren. Standardbehandlungsschemata für medikamentenempfindliche Tuberkulose umfassen häufig eine Kombination aus vier

Medikamenten der ersten Wahl: Isoniazid, Rifampicin, Pyrazinamid und Ethambutol. Die intensive Behandlungsphase dauert zwei Monate und zielt darauf ab, die Bakterienbelastung schnell zu reduzieren. Anschließend folgt eine Erhaltungsphase von vier bis sechs Monaten, um Rückfällen vorzubeugen. Eine direkt beobachtete Therapie (DOT) ist angezeigt, um die Einhaltung der Behandlung sicherzustellen und das Risiko eines Behandlungsversagens und einer Arzneimittelresistenz zu begrenzen.

Arzneimittelresistente Tuberkulose: Diagnose- und Behandlungsstrategien

Arzneimittelresistente Tuberkulose, einschließlich Multituberkulose Arzneimittelresistente (MDR-TB) und weitgehend medikamentenresistente

Tuberkulose (XDR-TB) stellen aufgrund begrenzter Behandlungsmöglichkeiten und schlechterer Behandlungsergebnisse eine erhebliche Herausforderung für die Bemühungen zur Tuberkulosebekämpfung dar. Die Diagnose einer arzneimittelresistenten Tuberkulose umfasst einen Arzneimittelempfindlichkeitstest (DST), um Resistenzmuster zu identifizieren und die Behandlungsauswahl zu steuern. Die Behandlung arzneimittelresistenter Tuberkulose umfasst die Verwendung von Anti-Tuberkulose-Medikamenten der zweiten Wahl, darunter Fluorchinolone, injizierbare Wirkstoffe (z. B. Kanamycin, Amikacin) und neuere Wirkstoffe wie Bedaquilin und Delamanid. Individuelle Behandlungspläne, die auf die DST-Ergebnisse und die Behandlungsgeschichte des Patienten zugeschnitten sind, sind von entscheidender

Bedeutung, um die Ergebnisse zu optimieren und die Möglichkeit einer Arzneimittelresistenz zu verringern.

Nebenwirkungen von Tuberkulosemedikamenten und deren Behandlung

Obwohl Anti-Tuberkulose-Medikamente im Allgemeinen gut verträglich sind, können sie eine Reihe von Nebenwirkungen verursachen, die möglicherweise eine Dosisanpassung, einen Medikamentenaustausch oder eine unterstützende Therapie erfordern. Zu den häufigen Nebenwirkungen gehören gastrointestinale Symptome (z. B. Übelkeit, Erbrechen), Hepatotoxizität, periphere Neuropathie, dermatologische Reaktionen und Augentoxizität. Eine regelmäßige

Überwachung von Patienten, die sich einer Tuberkulosebehandlung unterziehen, ist unerlässlich, um Nebenwirkungen schnell zu erkennen und entsprechende Interventionen durchzuführen. Zu den Behandlungsoptionen können eine symptomatische Behandlung, ein vorübergehendes Absetzen oder eine Anpassung der störenden Medikamente sowie eine engmaschige Überwachung zur Überwachung der Symptomremission gehören.

Direkt beobachtete Therapie (DOT) und Compliance-Strategien

Die Einhaltung von Anti-TB-Behandlungsschemata ist wichtig, um eine Heilung zu erreichen, ein Wiederauftreten zu minimieren und das Risiko einer Arzneimittelresistenz zu verringern. Bei der direkt beobachteten Therapie (DOT) werden Medikamente gegen Tuberkulose unter der Aufsicht eines Arztes oder eines geschulten Beobachters verabreicht. Es wurde festgestellt, dass DOT die Therapietreue und -ergebnisse verbessert, insbesondere bei Hochrisikopopulationen wie Menschen mit arzneimittelresistenter Tuberkulose oder Komorbiditäten. Neben DOT spielen verschiedene Adhärenzmethoden wie Patientenaufklärung, Beratung, soziale Unterstützung und Interventionen in der Gemeinschaft eine Schlüsselrolle bei der Förderung der Adhärenz und der Wirksamkeit der Behandlung.

Kapitel 5

Management von Tuberkulose-Komplikationen

Wir werden nun die Behandlung von Problemen im Zusammenhang mit Tuberkulose (TB) diskutieren und uns dabei mit dem breiten Spektrum klinischer Umstände befassen, die bei pulmonaler und extrapulmonaler Tuberkulose auftreten. Obwohl Tuberkulose hauptsächlich die Lunge befällt, kann sie auch andere Organe und Systeme befallen, was zu einer Reihe von Problemen führt, die möglicherweise spezielle

Pflegemaßnahmen erfordern. Dieses Kapitel bietet einen Überblick über die Erkennung, Diagnose und Behandlung von Tuberkulose-Komplikationen, wobei der Schwerpunkt auf der Optimierung der Patientenergebnisse und der Reduzierung langfristiger Folgen liegt.

Tuberkulose-HIV-Koinfektion: klinisches Management

Eine TB-HIV-Koinfektion stellt aufgrund der synergistischen Wechselwirkung zwischen diesen beiden Krankheiten besondere Herausforderungen dar, die die Krankheitsentwicklung beschleunigen und das Mortalitätsrisiko erhöhen können, wenn sie nicht wirksam behandelt wird. Die klinische Behandlung einer Tuberkulose-HIV-Koinfektion umfasst eine koordinierte Behandlung, die gleichzeitig Tuberkulose und

HIV behandelt. Dazu gehört der Beginn einer antiretroviralen Therapie (ART) für alle HIV-infizierten Menschen, unabhängig von der CD4-Zahl, neben der Tuberkulosebehandlung. Eine genaue Überwachung der Arzneimittelwechselwirkungen, des immunologischen Rekonstitutions-Entzündungssyndroms (IRIS) und des therapeutischen Ansprechens ist erforderlich, um die Ergebnisse in dieser Population zu maximieren.

Behandlung von Tuberkulose während der Schwangerschaft

Tuberkulose in der Schwangerschaft führt aufgrund von Problemen wie der Arzneimittelsicherheit, der Mutter-Fötal-Übertragung und möglichen nachteiligen Auswirkungen auf den Schwangerschaftsausgang zu klinischen Komplikationen. Die Behandlung von Tuberkulose während der Schwangerschaft erfordert eine multidisziplinäre Strategie, die die Anforderungen einer wirksamen Behandlung und der Sicherheit des Fötus vereint. Schwangere Frauen mit Tuberkulose sollten eine konventionelle Tuberkulosebehandlung mit entsprechenden Modifikationen erhalten, um das Risiko für den Fötus zu minimieren. Genaue Überwachung von Das Wohlbefinden von Mutter und Fötus sowie die Koordination zwischen Geburtshelfern und Spezialisten für Infektionskrankheiten sind von entscheidender Bedeutung, um optimale Ergebnisse für Mutter und Kind sicherzustellen.

Chirurgische Eingriffe bei Tuberkulose-Komplikationen

In manchen Situationen kann Tuberkulose zu Folgen führen, die eine Operation erforderlich machen, um die Symptome zu lindern, Komplikationen zu vermeiden oder eine Heilung zu erreichen. Zu den häufigen Indikationen für einen chirurgischen Eingriff bei Tuberkulose gehören die Behandlung medikamentenresistenter Tuberkulose, Komplikationen wie Pleuraerguss oder Empyem und Folgeerscheinungen wie Bronchiektasen oder Fibrose. Die chirurgischen Techniken können von minimalinvasiven Operationen wie

Thorakozentese oder Pleurodese bis hin zu umfassenderen chirurgischen Eingriffen wie Lungenresektion oder Abszessdrainage reichen. Die multidisziplinäre Teamarbeit zwischen Chirurgen, Pneumologen und Spezialisten für Infektionskrankheiten ist entscheidend, um eine optimale Patientenauswahl und optimale chirurgische Ergebnisse sicherzustellen.

Behandlung von Tuberkulose in bestimmten Situationen

Bestimmte klinische Umstände erfordern möglicherweise spezielle Ansätze zur Tuberkulosebehandlung, einschließlich Tuberkulose bei Transplantatempfängern, Menschen mit Tuberkulose mit eingeschränkter Nierenfunktion oder Menschen, die sich einer immunsuppressiven Therapie gegen Autoimmunerkrankungen unterziehen. Die Behandlung von Tuberkulose in diesen ungewöhnlichen Situationen umfasst eine sorgfältige Beurteilung von Problemen wie Arzneimittelwechselwirkungen, Immunsuppression und dem Risiko einer Reaktivierung oder Progression der Tuberkulose. Eine enge Zusammenarbeit zwischen Subspezialisten, Experten für Infektionskrankheiten und Transplantations- oder Rheumatologieteams ist entscheidend, um die Ergebnisse der Tuberkulosebehandlung zu verbessern und gleichzeitig das Risiko von Komplikationen zu minimieren.

Kapitel 6

Prävention und Kontrolle

In diesem Kapitel werden wir die Hauptmerkmale der Tuberkulose-Prävention und -Kontrolle untersuchen und dabei die Bedeutung umfassender Maßnahmen zur Minimierung der Krankheitslast auf individueller und Bevölkerungsebene hervorheben. Zu wirksamen Maßnahmen zur Tuberkulosebekämpfung gehören eine Reihe von Maßnahmen zur Vermeidung von Übertragungen, zur Identifizierung und Behandlung latenter Tuberkuloseinfektionen (LTBI) und zur Minimierung der Entwicklung von Arzneimittelresistenzen. In diesem Kapitel werden Impfungen, Chemoprophylaxe, Maßnahmen zur Infektionskontrolle, Strategien für die öffentliche Gesundheit und die Bedeutung der Berücksichtigung sozialer Determinanten der Gesundheit bei Bemühungen zur Tuberkuloseprävention und -bekämpfung erörtert.

Strategien zur Tuberkulose-Prävention: Impfung (BCG)

Die Impfung gegen Bacille Calmette-Guérin (BCG) ist ein wesentlicher Bestandteil der Bemühungen zur Tuberkuloseprävention, insbesondere in Ländern mit einer hohen Tuberkuloselast oder hohen Raten an Tuberkulose-HIV-Koinfektionen. Der BCG-Impfstoff wird häufig im frühen Kindesalter verabreicht, um bei Kindern Schutz vor schweren Tuberkuloseformen wie disseminierter Tuberkulose und tuberkulöser Meningitis zu bieten. Obwohl die BCG-Impfung einen gewissen Schutz gegen

Tuberkulose bietet, variiert ihre Wirksamkeit je nach geografischer Region und hängt von Faktoren wie der Stammvielfalt, der immunologischen Reaktion des Wirts und dem Zeitpunkt der Impfung ab. Trotz ihrer Einschränkungen spielt die BCG-Impfung weltweit weiterhin eine Rolle in Tuberkulose-Kontrollprogrammen.

Chemoprophylaxe bei latenter Tuberkulose-Infektion

Bei der Chemoprophylaxe werden Menschen mit LTBI Medikamente gegen Tuberkulose verabreicht, um das Fortschreiten zu einer aktiven Tuberkulose zu verhindern. Der gezielte Einsatz der Chemoprophylaxe ist bei Personen angezeigt, bei denen ein hohes Risiko für eine Reaktivierung der Tuberkulose besteht, darunter enge Kontakte zu ansteckenden Tuberkulosefällen, Menschen mit HIV/AIDS und Personen, die immunsuppressive Medikamente einnehmen. Zu den gängigen Behandlungsschemata für LTBI gehören die Isoniazid-Monotherapie und Kombinationsschemata wie Rifampicin + Isoniazid. Eine Chemoprophylaxe kann die Tuberkuloseinzidenz bei Hochrisikopersonen deutlich reduzieren, wenn sie nach anerkannten Empfehlungen verabreicht wird.

Maßnahmen zur Infektionskontrolle im Gesundheitswesen

Wirksame Methoden zur Infektionskontrolle sind unerlässlich, um die Übertragung von Tuberkulose in Krankenhäusern zu verhindern und das medizinische Personal zu schützen und Patienten vor der Exposition gegenüber Fällen ansteckender Tuberkulose. Zu den wichtigsten Maßnahmen zur Infektionskontrolle gehören administrative Kontrollen (z. B. Tuberkulose-Screening-Protokolle, Triage-Prozesse), Umweltkontrollen (z. B. Lüftungssysteme, Isolationsräume für durch die Luft übertragene Infektionen) und persönliche Schutzausrüstung (z. B. Atemschutzmasken, Gesichtsmasken). Die Umsetzung einer Hierarchie von Kontrollmaßnahmen in Verbindung mit der Aus- und Weiterbildung von medizinischem Fachpersonal ist von entscheidender Bedeutung, um das Risiko einer Tuberkuloseübertragung im Gesundheitswesen zu verringern.

Interventionen im Bereich der öffentlichen Gesundheit: Fallfindung, Kontaktverfolgung und Behandlung

Interventionen im Bereich der öffentlichen Gesundheit spielen eine entscheidende Rolle bei der Bekämpfung von Tuberkulose und konzentrieren sich auf die Fallerkennung, die Rückverfolgung von Kontaktpersonen und die schnelle Einleitung von Behandlungen, um Übertragungsketten zu stoppen und eine zukünftige Ausbreitung der Krankheit zu verhindern. Die Fallfindung umfasst die Erkennung und Diagnose von Menschen mit Tuberkulose durch aktive Fallerkennungsmaßnahmen, einschließlich Symptom-Screening, Diagnosetests und Sensibilisierungsinitiativen für Hochrisikopopulationen. Die Ermittlung von Kontaktpersonen dient dazu, Personen zu identifizieren und zu bewerten, die in engem Kontakt mit Fällen von infektiöser Tuberkulose standen, und führt bei Bedarf Tests, vorbeugende Therapien und Behandlungen durch, um eine Sekundärübertragung zu verhindern. Der rechtzeitige Beginn der Behandlung von Tuberkulose- und

Tuberkulose-Infektionspatienten ist von entscheidender Bedeutung, um positive Ergebnisse zu erzielen und eine weitere Übertragung in Gemeinden zu verhindern.

Auseinandersetzung mit den sozialen Determinanten der Gesundheit:

Die Auseinandersetzung mit sozialen Determinanten der Gesundheit wie Armut, überfülltem Wohnraum, Unterernährung und unzureichendem Zugang zur Gesundheitsversorgung ist für die Bemühungen zur Tuberkuloseprävention und -bekämpfung von entscheidender Bedeutung. Von Tuberkulose sind überproportional marginalisierte und schutzbedürftige Menschen betroffen, was die Notwendigkeit umfassender Behandlungen verdeutlicht, die die zugrunde liegenden sozialen und wirtschaftlichen Ungleichheiten angehen. Interventionen, die darauf abzielen, die Lebensbedingungen zu verbessern, den Zugang zu Gesundheitsdiensten zu erweitern, Bildung und sozioökonomische Entwicklung zu fördern und die mit Tuberkulose verbundene Stigmatisierung zu verringern, können zu gerechteren Gesundheitsergebnissen im Kampf gegen Tuberkulose beitragen und dazu beitragen, das Ziel der Tuberkulose-Ausrottung zu erreichen.

Kapitel 7

Forschung und zukünftige Richtungen

Lassen Sie uns nun die sich verändernde Landschaft der Tuberkulose-Forschung diskutieren und die vielversprechenden Entdeckungen, aufkommenden Trends und Zukunftsaussichten in der Tuberkulose-Prävention, -Diagnose, -Behandlung und -Kontrolle hervorheben. Forschung Versuche zur Bekämpfung der Tuberkulose umfassen ein breites Spektrum von Bereichen, von Grundlagenforschung und translationaler Forschung bis hin zu Epidemiologie, klinischen Studien und Gesundheitssystemforschung. Dieses Kapitel bietet einen Überblick über die jüngsten Fortschritte, aktuellen Hindernisse und das Innovationspotenzial auf dem Gebiet der Tuberkuloseforschung, wobei der Schwerpunkt auf Versuchen liegt, den Fortschritt bei der Eliminierung der Tuberkulose zu beschleunigen.

Fortschritte in der Diagnose und Behandlung von Tuberkulose

In den letzten Jahren wurden erhebliche Fortschritte bei der Diagnose und Behandlung von Tuberkulose erzielt, die durch Innovationen in der Molekulardiagnostik, bildgebenden Verfahren und der Arzneimittelentwicklung vorangetrieben wurden. Molekulardiagnostische Tests wie der Xpert MTB/RIF Ultra-Test und Sequenzierungstechnologien der nächsten Generation bieten im Vergleich zu herkömmlichen Verfahren Sensitivität, Spezifität und kurze Durchlaufzeiten und ermöglichen so eine frühzeitige Diagnose von Tuberkulose und Arzneimittelresistenz. Neue Behandlungsschemata, darunter Therapien mit kürzerer Dauer, verbesserte Medikamentenkombinationen und auf den Wirt gerichtete Therapien, versprechen, die Behandlungsergebnisse zu verbessern, Nebenwirkungen zu verringern und arzneimittelresistente Tuberkulose zu behandeln.

Neue therapeutische Ansätze

Neue therapeutische Techniken in der Tuberkuloseforschung zielen darauf ab, wiederkehrende Probleme wie Arzneimittelresistenz, Therapietreue und Behandlung latenter Tuberkuloseinfektionen (LTBI) anzugehen. Wirtsgerichtete Therapien (HDTs) zielen auf die Immunantwort des Wirts ab, um dessen Fähigkeit zur Kontrolle von i zu verbessern Tuberkulose-Infektion, möglicherweise in Synergie mit herkömmlichen Anti-Tuberkulose-Medikamenten, um die Behandlungsergebnisse zu verbessern. Immuntherapie, einschließlich therapeutischer Impfungen und monoklonaler Antikörper, hat das Potenzial, die Immunantwort gegen M. tuberculosis zu stärken und die Wirksamkeit der Behandlung zu erhöhen, insbesondere bei Menschen mit arzneimittelresistenter oder fortgeschrittener Tuberkulose.

Weltweite Bemühungen zur Beseitigung der Tuberkulose

Globale Initiativen zur Eliminierung von Tuberkulose umfassen einen vielfältigen Ansatz, der Forschung, Politikentwicklung, Interessenvertretung und Ressourcenmobilisierung kombiniert. Die End-Tuberkulose-Strategie der Weltgesundheitsorganisation ebnet den Ländern den Weg, Fortschritte bei der Eliminierung von Tuberkulose durch integrierte, patientenzentrierte Methoden zu beschleunigen, die das gesamte Spektrum der Prävention, Diagnose, Behandlung und Pflege von Tuberkulose abdecken. Zu den Schlüsselelementen der Strategie zur

Beendigung der Tuberkulose gehören mutiges politisches Engagement, intensive Fallerkennung und -behandlung, innovative Finanzierungsquellen sowie robuste Überwachungs- und Bewertungssysteme, um den Fortschritt bei der Beseitigung der Tuberkulose zu verfolgen.

Herausforderungen und Möglichkeiten

Trotz enormer Fortschritte stößt die Tuberkuloseforschung auf anhaltende Hindernisse, darunter begrenzte Mittel, Ungleichheiten in der Forschungskapazität und -infrastruktur sowie das komplexe Zusammenspiel sozialer, wirtschaftlicher und ökologischer Faktoren, die die Übertragung von Tuberkulose und die Folgen der Krankheit beeinflussen. Die Bewältigung dieser Herausforderungen erfordert kontinuierliche

Investitionen in Forschung, Kapazitätsaufbau und Partnerschaften über Branchen und Disziplinen hinweg. Es gibt viele Möglichkeiten für Innovationen, einschließlich der Entwicklung neuer Diagnostika, Behandlungsmittel und digitaler Gesundheitslösungen, um die Tuberkuloseversorgung zu verbessern, Überwachungssysteme zu stärken und Gemeinden in die Lage zu versetzen, eine aktive Rolle bei der Tuberkuloseprävention und -bekämpfung zu spielen.

Abschluss

Zusammenfassend lässt sich sagen, dass Tuberkulose (TB) nach wie vor eine bedeutende globale Gesundheitsherausforderung darstellt, die kontinuierliche Aufmerksamkeit, Innovation und Zusammenarbeit verdient, um echte Fortschritte bei der Bekämpfung und letztendlichen Beseitigung zu erzielen. In diesem ausführlichen Leitfaden haben wir die mehrdimensionale Natur der Tuberkulose behandelt und ihre Epidemiologie, klinische Symptome, Diagnoseinstrumente, Behandlungsoptionen, Komplikationsmanagement, Präventionsstrategien und Forschungsbemühungen umfasst.

Trotz der Fortschritte bei den Bemühungen zur Tuberkulosebekämpfung bleiben Herausforderungen bestehen, darunter die Einführung arzneimittelresistenter Stämme, Hindernisse für eine rechtzeitige Diagnose und Behandlung, Diskrepanzen beim Zugang zur Gesundheitsversorgung und komplexe gesellschaftliche Variablen, die sich auf die Übertragung und die Folgen von Tuberkulose auswirken. Die Bewältigung dieser Herausforderungen erfordert einen ganzheitlichen Ansatz, der biologische, öffentliche Gesundheits- und soziale Interventionen sowie kontinuierliches politisches Engagement, Investitionen in Forschung und Entwicklung und Zusammenarbeit über Sektoren und Disziplinen hinweg umfasst.

In Zukunft ist es wichtig, sich auf den Einsatz evidenzbasierter Interventionen und neuer Ansätze zur Tuberkuloseprävention, -diagnose, -behandlung und -kontrolle zu konzentrieren. Dazu gehört der Einsatz von Innovationen in den Bereichen Diagnostik, Medikamente und digitale Gesundheitstechnologien, um die Versorgung mit Tuberkulose zu verbessern, Gesundheitssysteme zu stärken und Gemeinden in die Lage zu versetzen, sich aktiv an Tuberkulose-Initiativen zu beteiligen.

Darüber hinaus sind Initiativen zur Bekämpfung der zugrunde liegenden sozialen Determinanten der Gesundheit, wie Armut, Ungerechtigkeit und mangelnder Zugang zu Bildung und Gesundheitsversorgung, von entscheidender Bedeutung, um im Kampf gegen Tuberkulose nachhaltige Fortschritte zu erzielen. Durch die Verabschiedung einer umfassenden, patientenzentrierten Strategie, die sich mit den sozialen, wirtschaftlichen und biologischen Ursachen von Tuberkulose befasst, können Interessenvertreter auf das in der Endstrategie zur Tuberkulose festgelegte ehrgeizige Ziel zur Tuberkuloseeliminierung hinarbeiten.

Letztendlich erfordert der Kampf gegen Tuberkulose gemeinsames Handeln und Solidarität auf globaler, nationaler und gemeinschaftlicher Ebene. Indem wir unsere Kräfte bündeln, Ressourcen mobilisieren und die Kraft von Wissenschaft, Innovation und Aktivismus nutzen, können wir die durch Tuberkulose verursachten Hindernisse überwinden und aufbauen Wir sind eine Welt, die von der Last dieser alten, aber immer noch schrecklichen Krankheit befreit ist. Gemeinsam können wir das Blatt gegen

Tuberkulose wenden und eine gesündere, gerechtere Zukunft für alle gewährleisten.

www.ingramcontent.com/pod-product-compliance
Lightning Source LLC
Chambersburg PA
CBHW030050230526
45471CB00003B/1020